# BIODINAMICA DELL'OSTEOPATIA

## Fase Nove

**Seconda edizione**

**James Jealous, D.O.**

**Per ulteriori informazioni sul Dr. Jealous, si prega di consultare:**
**https://BiodynamicsOfOsteopathy.com**

BIODINAMICA DELL'OSTEOPATIA Fase Nove


ISBN: 979-8-2561-9242-6

Questa è la traduzione del libro originale in inglese. Nonostante siano stati compiuti tutti gli sforzi ragionevoli per fornire una traduzione accurata, non è garantita. I lettori potrebbero dover fare riferimento al libro originale in inglese per qualsiasi informazione critica.

Prima edizione 2025
Seconda edizione 2026

**James Jealous, D.O. (1943–2021)** ha esercitato la professione di medico osteopata, insegnante e autore per molti anni. Ha dedicato la sua vita alla fondazione e allo sviluppo della metodologia specifica della **Biodinamica dell'Osteopatia**, seguendo gli insegnamenti del Dr. A. T. Still e del Dr. W. G. Sutherland.

Questo è uno dei volumi della serie "Biodinamica dell'osteopatia". Questi manuali sono nati organicamente da una serie di dispense scritte dal dottor Jealous e fornite agli studenti durante i corsi da lui tenuti e da quelli dei suoi insegnanti. Dopo molti anni, ha raccolto le dispense e creato dei manuali di corso individuali, ampliandoli e riscriverli più volte. Dopo ulteriori anni, si sono evoluti ulteriormente fino a diventare dei libri.

# INDICE

# L'OSTEOPATIA È UN SERVIZIO

**Usiamo le nostre mani...**

Per trattare il paziente nella sua interezza.

Per ascoltare i movimenti interiori della vita.

Per trattare tutti i livelli di malattia.

Per assistere nella costruzione della riserva funzionale del paziente.

Per supportare l'omeostasi e la troficità, bilanciando l'attività del sistema nervoso autonomo.

Per esplorare "leggi non formulate da mani umane" (Dott. Still e Dott. Sutherland).

Per cooperare e comunicare con le Leggi della Natura (Dott. Wales).

"Per trovare la salute" (Dott. Still).

Per arrivare al piano di trattamento.

Per arrivare alla diagnosi.

Per aiutare a stabilire un punto di riposo o neutro attorno al quale l'intero possa trovare equilibrio.

Per trovare la causa.

**Crediamo...**

Abbiamo una capacità innata di guarire.

Il paziente funziona come un tutto.

Il sistema nervoso autonomo gioca un ruolo fondamentale nella malattia e nella guarigione. Struttura e funzione sono una forma di attività.

Il Divino è presente.

La vita va oltre la morte.

C'è un movimento costante verso la normalità.

Siamo qui per servire l'umanità.

La **Normalità** è ...

"Un senso di pace e armonia" (Dott. Sutherland).
Facilità di movimento senza tensione.
Capacità di neutralità.
Senso di totalità nella vita.
Capacità di adattamento e cambiamento senza compensazione.

**"L'abilità è proporzionale alla propria comprensione della normalità." (Dr. Still)**

# QUESTO LAVORO È DEDICATO A RUBY DAY, D.O., LA MIA AMATA INSEGNANTE E AMICA

La sua memoria risuona nel mio cuore. Porta lacrime di gioia, gratitudine e perdita nella mia anima.

Era una vera osteopata con una pratica generale completa nella campagna del Maine, quando il cavallo e la carrozza erano ancora in uso.

Era disciplinata e paziente e non tradirebbe l'insegnamento della volontà per il piacere del potere.

Ci ha permesso di crescere tutti perché ci aspettava veramente senza impazienza! Ha tenuto segreti così bene che era facile credere avesse scaricato tutto.

La amo sinceramente. Più rimango qui, più le sue indicazioni mi riportano verso la causa dell'osteopatia.

Era una bandita in attesa dell'oro in ognuno di noi. Quando è arrivato, si è accesa di fuoco mentre sorrideva con gioia.

Ha perso tutto per questo insegnamento... tutto... e ha guadagnato pace interiore e nobiltà con il suo creatore.

Era avanti rispetto ai suoi tempi in ogni area della salute, dalla nascita alla morte.

Era eccezionale.

L'osteopatia esisteva prima che il Dott. Still vi si avvicinasse,
attraverso una contemplazione profonda.

Devi attingere a questa fonte e muoverti liberamente da essa.

Non ci sono autorità in questa professione... nessuna!

Non ci sono insegnanti, solo la natura eterna della causa dell'osteopatia.

# RACCOLTA STORICA AFFERENTE E LO SHAKEDOWN

Rollin Becker D.O. (1964) ci parla del tocco diagnostico afferente:

> Il medico... deve separarsi dall'azione di fare qualcosa all'area sotto esame, lasciando così che la storia gli venga raccontata. Questo è difficile.
> Come medici, siamo addestrati a fare, e qui ci viene detto di lasciare che qualcos'altro faccia il lavoro di fare...
> Nello sviluppo del tocco diagnostico, non ci sono 'tecniche' coinvolte, nel senso ordinario del termine.
> Il medico lascia che le energie innate all'interno della salute, della malattia o della condizione traumatica del paziente raccontino la storia del problema coinvolto.
> Pertanto, il medico non ha tecniche e in effetti gli viene detto di farsi da parte.
> Come può il corpo comunicare se continui a fare qualcosa a esso durante la tua esaminazione ...
> Stai in silenzio e ascolta.

# LO SHAKEDOWN

Il trattamento osteopatico tradizionale fornito dagli studenti della scuola iniziale fino al periodo in cui ero studente (1965–1970) includeva un trattamento dei tessuti molli che preparava il paziente per interventi specifici.

I praticanti che utilizzavano l'Alta Velocità a Bassa Ampiezza eseguivano un trattamento dei tessuti molli prima delle tecniche articolatorie per rimuovere l'attività tissutale compensatoria e rivelare meglio le lesioni primarie, oltre a accumulare energia per il trattamento di lesioni più grandi.

I Metodi Funzionali facevano lo stesso, ma con meno forza.

Gli studenti craniali del gruppo di studio di William G. Sutherland esaminavano spesso ogni segmento della colonna vertebrale, comprese le sutura craniche, cercando e rimuovendo il maggior numero possibile di 'punti di attivazione' (chiamati 'nodi a bow' da molti) prima di impegnarsi nel Meccanismo della Respirazione Primaria.

Questa era la base su cui Will applicava il CV4— ancora una volta, per rimuovere l'attività compensatoria e rivelare i campi delle lesioni primarie. Il perfezionamento della comprensione dello stato di inattività o neutro nell'intero paziente ha portato a metodi sempre più sottili, come il CV4/EV4, come lo abbiamo insegnato nelle fasi precedenti.

Ricorda che anche i Power Points sono iniziati con questo principio, ma in modo diverso, utilizzando una fluttuazione della linea mediana per creare un neutro. Il principio coinvolto non è cambiato e dovrebbe essere onorato il più possibile. Cioè, portare il paziente a un'ease il più profonda e olistica possibile, raggiungendo un completo neutro prima del trattamento.

Il Dr. Day era meticoloso riguardo ai tessuti molli e seguiva un metodo per portare l'organismo a riposo come un tutto. In altre parole, dimostrare uno stato neutro nel paziente come precursore del trattamento.

Nel 1989, il Dr. Becker (un membro dei medesimi gruppi di studio di Sutherland menzionati sopra) mi ha impressionato dicendo di "non iniziare un trattamento fino a quando la volontà del paziente non si fosse arresa alla volontà della Marea" (respirazione primaria). Ancora una volta, incontriamo il principio di preparazione dell'intero paziente per un trattamento più preciso, non invasivo, simile a un intervento chirurgico.

Certamente Bill Johnston, D.O., nei suoi Metodi Funzionali, ha sottolineato e affinato la nostra consapevolezza della neutralità, uno stato che il praticante deve comprendere e coinvolgere sia localmente che sistemicamente.

### *Quest'arte sta svanendo.*

Con il passare degli anni, pieni di migliaia e migliaia di trattamenti, trovo ancora necessario incontrare un nuovo paziente in un luogo dove si sente sicuro e a proprio agio con qualcuno che gli mette le mani addosso 'facendo qualcosa'. Comprendo che questo varia notevolmente e che una diversità di abilità è sempre a disposizione per soddisfare il benessere delle singole persone. Tuttavia, ho trovato un metodo che ha la capacità di soddisfare quasi tutte le esigenze e permettere a tutti i principi menzionati sopra di 'agire'.

Molte persone si aspettano che noi le manipoliamo, e questo metodo può soddisfare la maggior parte delle aspettative mentre guida la fisiologia verso una neutralità sempre più profonda nell'insieme. Questo modo di lavorare è una sintesi di tutti i metodi sopra menzionati che ho appreso e utilizzato separatamente e in combinazione per tutta la mia vita professionale fino ad oggi, ora quasi cinquant'anni e più di 150.000 trattamenti dopo.

Questo metodo avvia la comunicazione tra la Vita, il paziente e l'Osteopata, conducendo nella direzione della facilità per tutti e tre gli elementi.

Il fondamento di questo metodo risiede nell'apprezzamento diretto di ciò che è normale e dei cambiamenti che si verificano mentre la *trasmutazione* muove il sistema verso un'unità singolare e sostanziale.

Il processo riconosce che un luogo di riposo, o neutro, è già presente, perché è già stato stabilito dalla Salute come luogo d'incontro per risiedere nella completezza.

Si comprende che non si sta creando il neutro ma si osserva la direzione della facilità nel paziente verso un luogo predefinito.

# LO SHAKEDOWN

## Pratico

Il paziente è prono... i piedi sono fuori dal tavolo in modo che l'astragalo non si "blocchi" e il movimento indotto non crei una fluttuazione laterale.

Si raccoglie più storia durante il processo di verifica, il cui atto è temperato dalla Marea mentre pervade la stanza in modo guida. Trova la "Marea nella stanza" e lascia che quel livello di quiete ti influenzi adeguatamente.

Inizia muovendo il tessuto e osservando le mani che migrano e cercano facilità. È come suonare il pianoforte spontaneamente.

Non muovere la fascia superficiale (lavora in profondità e con delicatezza, facendo oscillare l'intera barca, non vibrando i fluidi).

Inizia nel solco paravertebrale.

Le forze applicate al tessuto rimbalzano.

Il rimbalzo è la fonte del movimento per la prossima onda.

Porterà lentamente verso la facilità dell'intero soma che si muove attorno a un fulcro profondo.

Il rimbalzo è la fonte di feedback che condiziona l'azione dell'osservatore.

Il rimbalzo del tessuto è inizialmente elastico, poi diventa rapidamente fluido per natura.

A questo punto c'è una chiara sensazione di essere passati dal rimbalzo del tessuto-che-muove-il-tessuto a tessuto-che-muove-il-fluido. Il rimbalzo è simile a un idraulico. Ancora una volta, mentre le forze fluide emergono sul rimbalzo, il tessuto sull'input cambia in una spinta fluida e l'intero corpo fluido inizia più o meno a fluttuare. L'intento del medico si muove con la qualità del rimbalzo.

La Trasmutazione sta avvenendo.

Alla fine si stabilisce su un fulcro per l'intera Zona B.

Ora si vede chiaramente il Corpo Fluido sospeso su un fulcro e mosso attraverso e dal potere di quel punto... questo è un evento notevole.

Ora "vediamo il punto." Dopo un po' il/i fulcro/i diventa una linea mediana (solo potenza di tensione reciproca).

Un filo appare all'interno del fluido... cioè, naturalmente, la linea mediana per il fluido nel fluido.

Ora siamo profondamente nella fisiologia. Il passo successivo è potenziare il filo, cioè portare il filo a un Punto di Quieto fluttuandolo a un ritmo dato dalla Marea... questo delicato pompaggio provoca un movimento profondo verso il centro del tutto, come vedrete.

Poi il pompaggio si ferma proprio come nella fluttuazione laterale, cioè, la fluttuazione diventa autoregolante e il nostro intervento svanisce in un Mare di Silenzio in Crescita, dove sappiamo che la nave sta navigando con la Marea.

Lascia riposare il paziente ... Ora abbiamo la trasparenza e la semplicità per la diagnostica/terapeutica PERCHÉ il caos è stato rimosso e l'ordine delle lesioni può essere visto e compreso.

***È in questo momento che iniziamo la nostra diagnostica in un caso serio di danno al sistema nervoso centrale.***

## *Discussion*

La parola “shakedown” è nata quando un paziente ha coniato il termine. Mentre lo shakedown stava progredendo, il resto nel suo taschino è caduto sul pavimento, come succede se dimentichi, come ho fatto io, di far svuotare le tasche al paziente. Il paziente ha notato il resto cadere e ha detto: “Mi stai shaking me down,” un termine americano per indicare il furto da qualcuno. Mi sono piaciuti i suoi commenti e così ... è nato lo Shakedown.

L'interfaccia che si estende durante questo trattamento è tra la propria coscienza e le leggi naturali che emergono dalla Mano del Creatore. La geometria di ogni movimento può essere apprezzata attraverso il silenzio da cui germogliano queste leggi. Questi movimenti possono muoverci invece di noi cercare di muoverli, e come tale, il paziente, il medico e la Vita si muovono tutti in armonia con la linea a piombo della creazione e l'umiltà del ritorno alla Salute. Da questo movimento si è diretti facilmente e artisticamente lungo il percorso creato per il viaggio di ritorno che è pieno di precisione e significato per il paziente. I pazienti percepiscono questo e possono facilmente apprezzare che qualcosa viene fatto per correggere la loro malattia.

È molto facile continuare la storia, che viene chiarita dalle impressioni sensoriali ricevute dal Meccanismo e dalla Salute durante il viaggio verso il neutro per tutti gli aspetti dell'evento.

# LA DURATA DELLA GUARIGIONE

La nostra umanità ha il perfetto e l'imperfetto giustapposti in un mondo di "volontà."

Le lesioni sono generalmente mantenute dalla nostra natura imperfetta, che ritarda la crescita.

La causa di ciò è universalmente vissuta come egocentrismo, il cui fulcro è così tanto parte di noi che non possiamo vederlo finché non scompare per un po'.

Il modello della lesione è dinamico nello spazio e nel tempo, vivendo dell'energia dell'Amore che è stata deviata in un fulcro perverso o falso. L'Amore, essendo incondizionato, non costringe a cooperare ... si è liberi. Le nostre scelte possono essere nascoste, e qualsiasi tentativo di trovare questi percorsi nascosti non può essere fatto da ciò che ne promuove l'attività ... quindi, abbiamo bisogno di aiuto.

Il Dr. Becker ha parlato di Aiuto per un'ora un giorno.

C'è aiuto, ma non siamo consapevoli che essere neutri è l'unica risorsa che abbiamo e che la neutralità matura attraverso l'aiuto che generalmente non notiamo. L'aiuto si insinua nel nostro mondo con tale facilità che spesso pensiamo di essere in un momento fortunato e perdiamo la relazione causale di questo aiuto.

Tutto il movimento è animato da un'unica fonte. Se si rispetta questa verità, allora discriminazione, analisi e conclusioni svaniranno in una discrezione che sceglie l'Amore che è lì e si aggrappa a quella serenità come chi si è, come la propria identità. So che il Dr. Sutherland e tutti i miei insegnanti erano devoti a essere "Centrati dalla Marea." Sapevano che la lotta non era il mezzo principale per diventare sani.

Questa è l'Osteopatia al lavoro attraverso i secoli.

"Bevi profondamente, o non assaggiare la fonte Pieriana." Sutherland inizia il suo testo citando Alexander Pope ... Perché? Per esprimere un principio. Cioè ... Bevi dalla coppa che ti è data, non dalla tua ... cerca davvero di accettare questo Primo Principio dell'Osteopatia ... C'è una capacità innata di guarire MA non secondo le leggi create dall'uomo. Che bellissima comprensione della vita ci è stata data.

# TRASMUTAZIONE/RIFORMAZIONE

## Pratico

Quello che vorrei che vedessi è come le lesioni si riformano molte volte durante il trattamento... questo dimostra quanto sia radicata la nostra egocentricità... la risposta della Marea a questo è l'Amore Auto-Svuotante... non un piano formulato per "superare in astuzia la lesione."

Entreremo nella Zona A e in un campo di lesione specifico... tratteremo e osserveremo la Marea trasmutare la sostanza, e poi osserveremo la sostanza riformarsi rapidamente mentre la Marea la tratta di nuovo.

Nota che la Marea dovrà continuare a venire per ottenere un vero cambiamento... c'è una trasmutazione/riformazione ripetitiva che deve creare cambiamento contro la natura innata della lesione e il suo fulcro sotterraneo.

C'è anche un atteggiamento in noi che pensa che la lesione debba essere rimossa con abilità, e questo davvero contribuisce al suo "riformarsi" ripetutamente.

# AZIONE

L'umiltà, quel senso di non essere nulla di separato dall'Occhio Divino che Vede, non esclude l'azione.

La vera azione è mossa dall'Amore e fa esistere la nostra percezione. Siamo effetti viventi e come tali possiamo funzionare in armonia con principi superiori che ci portano oltre ciò che siamo come organismi auto- realizzanti. Questo Amore è auto-svuotante e per sua natura ci permette di Servire come parte del Perfetto. La percezione può essere usata per Servire qualcosa di diverso da noi stessi.

Abbiamo tentato di entrare in questo punto di equilibrio tra il Perfetto e la Malattia ... è un punto in cui il tutto è sospeso dall'Amore mentre lavora per incarnare il Completo.

Nel punto di equilibrio di tutto c'è l'Intenzione della Marea e la Libertà di Servire consapevolmente seguendo il movimento della distorsione per tornare a una Vera relazione con il Progetto della Vita. La guida per le nostre mani è data dal Vegente.

# UMILTÀ

L'umiltà è un Aspetto dell'Amore.

L'umiltà è l'Effetto di un Servitore Legato alla Marea.

Uno è Nulla.

Questo è percepito come una realtà quando si sente il Creatore fare se stessi, mentre si è nella vita.

La sensazione di santità che si incarna in ciò che consideravi essere il tuo soma ora dimora nella Vita come un Tutto.

Amare la Salute negli altri è una conseguenza, non un'intenzione.

Ciò che Dio vede esiste perché il Creatore lo vede… non perché il Creatore vede ciò che esiste.

Il "Sognatore che ci sogna" e il "Vegente che ci crea" con la Sua Mente si fondono in una Realtà che è soprannaturalmente intrisa di Amore Incarnato.

Il servizio è inteso come il movimento naturale dell'Intenzione del Divino nel Servitore.

# VALUTAZIONE DEL SISTEMA NERVOSO CENTRALE

***Un Sommario Biodinamico Ogni attività separata è valutata per quanto segue:***

Disimpegno interno sotto l'influenza della Marea
Sincronizzazione con la Marea (verifica del movimento paradossale)
Aumento con altri movimenti del sistema (verifica dei movimenti contraddittori)
Trasmutazione della funzione verso il neutro

***Attività da valutare:***

I sacchi ... (periostale, durale, cervello propriamente detto) e il tubo neurale Incurvamento del girino nel Mare intorno a Noi
Il Girino nel suo insieme si muove verso la lamina terminalis durante l'inspirazione (solo con i tassi)
Avvolgimento nei ventricoli laterali verso la lamina terminalis durante il periodo di inspirazione
Oscillazione sui letti d'acqua

## *L'Uccello*

Accensione

Movimento presente di potenza di tensione reciproca nel campo fluido del sistema nervoso centrale nel terzo ventricolo

Potenza di tensione reciproca collettiva del sistema nervoso centrale

Sollevamento sacrale con il periodo di inalazione; questo include tessuto, fluido e potenza di tensione reciproca

L'effetto della respirazione toracica sul cervello e sulle cisterne di fluido

C'è un Tutto che apparirà quando la Marea lo riterrà opportuno. Non è una visione di tutte le parti ma una trasparenza illimitata e capace di comunicazione. Si "vede" tramite il Vegente.

# SINCRONICITÀ E IL SISTEMA NERVOSO CENTRALE

***La parola "sincronicità" appare nell'Osteopatia in molti contesti. La mia discussione qui è focalizzata sulla diagnostica, in particolare quella del sistema nervoso centrale e sull'accesso alle informazioni nel paziente.***

Il Dr. Sutherland ha descritto in grande dettaglio il movimento involontario nel sistema nervoso centrale. "Il Giro del Pesciolino" è come ha scelto di creare un'immagine per la sua ricerca. L'arte dell'Osteopatia è osservare il mondo naturale e il suo movimento senza interferire con la Natura.

***Sutherland in realtà disse che ci avrebbe insegnato a osservare senza interferire.***

Anne Wales scrive sulla sincronizzazione e sulla quiete nel *OCA Journal* del 1953. L'ideale osteopatico è un osservatore neutro che non influenza il movimento che viene osservato.

Ci sono molte stanze nel cranio. Il movimento di queste stanze dovrebbe essere una Singolarità. Durante l'inspirazione e l'espirazione, la casa dovrebbe respirare come un tutto. Questa totalità è rara e, se presente, dà la sensazione che non ci sia anatomia, solo un paesaggio omogeneizzato... WGS affermò: "Quando tutti i fulcri sono sincronizzati, ci sarà pace e armonia." Questo stato di armonia è così neutro che la forma è dinamica nella sua trasmutazione. Sovrapporre immagini (anatomia) sul paziente ferma il movimento intrinseco. Seguire le immagini non è nemmeno il livello più alto di relazione con la Marea.

Di solito, cerchiamo di notare l'attività aberrante solo dopo esserci sincronizzati con il tutto.

Queste diagnosi relative alla SINCRONICITÀ possono assumere molte forme:

1. Asincronia tra le stanze.

2. Movimento paradossale in cui la stanza si muove in espirazione durante la fase di inspirazione. Questo è impossibile da notare a meno che non si sia sincronizzati con il movimento dell'intera casa, o meglio ancora, direttamente con la Marea.

3. Il movimento contraddittorio tra due stanze giustapposte dimostra un movimento fisiologico opposto. Si verificano anche lesioni fluide e lesioni di potenza di tensione reciproca, che saranno discusse altrove in questo corso.

La valutazione inizia con la sincronizzazione con la Marea nel Mare Intorno a Noi come è Ora. Non scegliere un livello di preferenza. Questo è il nostro ancoraggio per il trattamento e le diagnosi.

Una volta che siamo consapevoli della Marea, siamo centrati da essa, come ha notato il Dr. Becker. Il nostro compito è sentire noi stessi essere centrati dalla Marea piuttosto che dalla nostra intenzione. Questo discernimento è fondamentale. Orienta i nostri sensi verso il Cielo e vediamo per il Dono della Marea che Amore. Amare la Marea è il culmine dell'umiltà innata e del rispetto per la Vita. È più importante di qualsiasi cosa si possa *fare*.

Di solito si notano le stanze che sono fisse e non si muovono. Questo va bene, ma può portare a una semplificazione eccessiva delle esigenze del paziente. Inizia come preferisci, ma ogni stanza deve essere vista in dettaglio. Ciò significa che dobbiamo cercare il movimento nelle funzioni apparentemente fisse.

*Ricorda che il nostro compito principale qui è essere centrati dalla Marea e poi cercare il movimento e il grado di sincronizzazione in ogni stanza in risposta al respiro del Tutto della Vita.*

Questo dimostra che “La nostra abilità è proporzionata alla nostra comprensione del normale”... queste parole del Dott. Still devono essere riflettute molto profondamente e devono essere viste direttamente in questo corso, per seguire il tema sottostante.

Dinamiche spaziali Fulcri Trasmutabilità
Fluttuazioni dei fluidi
Dinamica della potenza di tensione reciproca
Fonte di energia per il Movimento Presente
Dinamiche del tessuto; cioè, la capacità di trasmutare

L'aspetto chiave della Salute è la risposta della parte al Tutto della Presenza Esterna della Marea.

# MOTI INVOLONTARI DEL SISTEMA NERVOSO CENTRALE

Il Dott. Sutherland e il Dott. Still ci hanno indirizzato verso il principio del movimento involontario come fondamento della diagnosi e del trattamento. Questo principio essenziale è facilmente trasferibile dalle mani alla testa. Il movimento involontario non è un'idea. È una *proprietà vitale della Vita e della Salute.* È trascurato nella maggior parte delle pratiche. *Il movimento involontario è l'essenza della Vita* e come tale dovrebbe essere nella nostra agenda percettiva come prima domanda su qualsiasi disfunzione ... *che tipo di movimento è presente e dove?* Dobbiamo fare questo servizio o non penseremo in termini di Osteopatia. Cosa sta succedendo ... precisamente quali dettagli sono presenti nel campo di lesione, ecc., che riguardano la capacità della parte di funzionare, guarire ed esprimere il tutto?

Il nostro lavoro qui si concentra sul sistema nervoso centrale, ma ogni funzione deve essere compresa così come Sutherland comprendeva il sistema nervoso centrale (vedi "Il Tour del Minnow"). Il nostro obiettivo è una diagnosi accurata e la capacità di influenzare direttamente la funzione del sistema nervoso centrale una volta che la Marea ha fatto il suo lavoro ... questo sarà trattato separatamente come una sessione pratica.

Il *movimento inerente* del sistema nervoso centrale è stato parte dell'insegnamento di Sutherland per tutto il tempo che posso ricordare (dal 1966). Non ripercorrerò i passi della sua crescita percettiva, poiché siamo qui nella Fase Nove solo perché abbiamo digerito il suo lavoro in profondità sufficiente per portarci alla soglia di un nuovo panorama clinico. La storia può essere apprezzata dall'alto verso il basso o al contrario, poiché il movimento è non lineare e generato solo per un momento, poi inizia di nuovo ... non è ripetitivo per natura a meno che l'osservatore non lo renda tale ... ogni momento ci sono differenze. Puoi vedere questo nei tuoi movimenti di Vita mentre lo spirito si muove sulle acque in te e crea azione o lavoro, significato o abilità.

Il nostro primo compito è vedere la Vita muoversi in quello che appare come un formato di movimento incoerente. *In realtà, la creazione sta rimuovendo il passato così può trovare spazio per incarnarsi.*

Quando l'osservatore non è dittatoriale, vedrai un movimento unico per il momento ... vedrai lo sforzo di trasmutazione e la sua intenzione, così come il metodo che sta utilizzando.

Poi decidi se il movimento nel sistema nervoso centrale proviene da un fulcro invisibile che crea un altro fulcro per la funzione incarnata e una risposta ordinata nell'organismo. Se sì, è normale... Il nostro primo compito è diagnosticare la realtà del fulcro della causa e il suo movimento incarnato presente. Oppure no... se no, quale(i) fulcro(i) sta controllando la(e) funzione(i)?

***Se no, è paradossale o contraddittorio?***

# L'OCCHIO

Un occhio sano deve essere irrigato dal Fiume della Vita. Questo flusso misterioso crea tutti gli eventi fisiologici con cui ragioniamo, come il deflusso venoso, l'afflusso arterioso e il movimento dell'attività capillare con i suoi passaggi intracellulari. Il flusso linfatico e neurotrofico è vitale per l'equilibrio omeostatico dello stress sull'occhio da mille confronti con l'abbagliamento, la secchezza, corpi estranei, agenti infettivi, predisposizioni genetiche come il glaucoma e la degenerazione maculare e tutte le malattie che entrano nella porta di uno studio medico familiare.

La guarigione spesso dipende dai movimenti involontari come quelli descritti sopra, oltre ai pochi che comprendiamo osservando i magici movimenti delle maree della respirazione toracica e primaria.

Ciò a cui potremmo non pensare quando pensiamo all'Osteopatia e alla fisiologia interiore è la dinamica spaziale del flusso normale, vale a dire, l'interconnessione di tutti i flussi apparentemente individuali in un movimento universale nel tutto, che forma le parti.

Questo è il nostro obiettivo: vedere il tutto vivo e in salute... *tvedere le parti significa che c'è una lesione... questo ci avverte di trattare l'occhio come un tutto e rivalutare le parti finché non sono appena visibili.*

Il chiasma ottico è un fulcro che si trova all'interno della Lamina Terminalis. Dovrebbe, come qualsiasi fulcro, spostarsi. Mentre gli occhi si muovono, aumentano il movimento dell'intero sistema nervoso centrale. Vale a dire, durante la fase di inspirazione i globi e tutte le funzioni si muovono verso la Lamina Terminalis, e la forma cambia diventando più corta e più larga, così come l'intero organismo. Questo movimento dei globi e delle orbite ossee è quindi sincronizzato e facilmente valutabile. La postura generale degli occhi può essere miope o ipermetrope a seconda che siano bloccati nella postura di inspirazione o espirazione.

# MOVIMENTO INVOLONTARIO

## Pratica

Dov'è il fulcro per quanto segue?
L'asse ottico
La causa della dinamica spaziale ora e all'inizio

Movimento presente in ...
Orbita come forma ... fulcro
Globo come forma ... fulcro
Flusso neurotrofico tramite il nervo ottico
Aumento fisiologico interno
Fulcro presente per l'intero
Salute: il fulcro originale della causa

Metodo di trattamento:
Aspetta e osserva—con sensi neutri.

# FUOCO

Abbiamo iniziato a vedere la potenza come una realtà piuttosto che un'idea.

La realtà del mistero della potenza è stata menzionata centinaia di volte dal Dr. Sutherland.

La sua esperienza di questa potenza, o forza, era che fosse potente oltre qualsiasi spiegazione scientifica ancora scoperta.

Questa potenza era spesso mantenuta in un silenzio misterioso, sia letteralmente che figurativamente. Spesso ai principianti non era permesso nemmeno di conoscerla. Nel 1992 ho effettivamente assistito alla rabbia di un insegnante perché un istruttore al tavolo ha menzionato la parola ... questo tipo di elitismo sta ora scomparendo grazie al rispetto che una comunità genera al suo interno. *Il rispetto per ciò che non conosciamo è il fondamento di una relazione vivente con la Marea.* Questa è una fase di umiltà piuttosto che di elitismo.

### *La potenza non è un termine descrittivo.*

Spesso, quando vediamo le forze terapeutiche al lavoro, vediamo il Fuoco fare il lavoro che attribuiamo alla potenza. Nella mia esperienza, quando insegniamo il fuoco come la sostanza che respira dentro e fuori piuttosto che un cambiamento meccanico, gli studenti arrivano a realizzare che la *Potenza della Marea* è una forza trasmutativa di proporzioni sorprendenti. Questo cambia l'idea della potenza in un apprezzamento di essa come una *fiamma vivente,* un aspetto del Respiro della Vita che può consumare un campo di lesione relativo alla sua neutralità.

La scrittura del mistico cristiano Dionisio (sotto) è così chiara. La sua descrizione mostra che ha visto dentro la natura del Fuoco piuttosto che guardare solo dalla periferia ai fenomeni... Il suo osservatore era parte del Fuoco, non separato da esso.

Questo è il punto del nostro lavoro in questa sessione pratica: vedere dentro la Natura del Fuoco e il suo effetto sui sensi.

Credo che lavorare con il fuoco in una cucitura possa essere particolarmente illuminante, ma qualsiasi modalità di coinvolgimento è valida.

Scegliamo una cucitura che sia relativa ai bisogni del paziente e forniamo un vero trattamento.

Osserva il Fuoco, lascia che i tuoi occhi vedano dentro la Fiamma.
Il Fuoco è in tutte le cose.
È diffuso ovunque.
Pervade tutte le cose senza mescolarsi con esse.
Brillante per sua stessa natura, nascosto.
Manifesta la sua presenza solo quando trova materiale su cui lavorare.
Violento e invisibile.
Avendo dominio assoluto su tutte le cose.
Comprende ma rimane incomprensibile.
Mai nel bisogno.
Aumentandosi misteriosamente.
Mostrando la natura della sua Maestà, secondo la natura della sostanza che lo riceve.
Potente e Possente.
Invisibilmente presente in tutte le cose.

Dionisio, Mistico Cristiano.
(AD 20–90)

# REVISIONE DEI COMMENTI SULLA CREAZIONE

La parola pronunciata dal Divino passa attraverso la sostanza acquosa del silenzio e crea il terreno da cui germoglia la vita. Questo processo è senza fine. Tutta la vita diventa ed è rinnovata da questo flusso costante.

Si può vedere questo accadere quando l'amore ritorna dalla matrice interiore del proprio essere (anima) al Creatore.

Il movimento inerente è presente prima che qualsiasi forma sia visibile ai sensi esterni. *Immagina un disegno invisibile che precede il conosciuto e non si sviluppa man mano che le parti crescono ma è completo al concepimento.*

Questo evento è libero dall'influenza genetica... per sapere questo, si discerne la verità in se stessi e le tendenze umane che sono etnocentriche.

Sutherland affermava che le forze formative e restaurative hanno un potere infallibile. La causa dell'accuratezza e dell'intelligenza di queste forze è un mistero che può essere affrontato ma non sezionato.

L'embriologo DeHaan afferma che il potere della crescita non manca mai un'intersezione geometrica—un'altra illustrazione della matrice perfetta presente come Causa.

Tutto questo diventa visibile nella giusta luce.

# IL MODELLO BIODINAMICO

Quando iniziamo, generalmente siamo fissati sull'anatomia. Man mano che i nostri sensi si allentano, vediamo forme e schemi di tessuto in movimento ... lo statico svanisce, e con esso il nostro modo di pensare cambia.

Una volta che il movimento involontario del tessuto è facilmente osservabile, si è al limite del processo di trasmutazione, dove la fisiologia è in primo piano, mescolata con la dinamica dei fluidi.

Si è entrati sia nella forma che nella funzione di un sistema vivente ... diventa ovvio che qualsiasi divisione della vita in struttura e funzione è ingenua nel migliore dei casi. Ancora una volta il nostro modo di pensare deve cambiare per includere forma, funzione e trasmutazione come un purè caleidoscopico che danza, muore e si riforma in una nuova specie. Ricorda, siamo vivi, tutti noi!

Quando andiamo avanti, entriamo nel Silenzio, nella Quiete e nello Spazio. Questo nulla è spaventoso. La sua Presenza fa sì che molti si allontanino lateralmente per un po', proteggendo i loro beni. Inconsapevolmente, il viaggiatore ottiene fede e slancio quando questi beni diventano la sostanza grezza di una trasmutazione dinamica dell'anima; i sensi entrano nell'oscurità. Nell'oscurità si trova la Vita e Creazione.

Il movimento di un Silenzio raffinato e Santo si riversa nella nostra consapevolezza. Dalla sostanza che viene versata dal Silenzio proviene il terreno da cui tutte le funzioni intrinseche sorgono e ricevono il loro nutrimento.

L'intero processo della Vita non è come nessun libro che tu abbia mai letto... è diverso da qualsiasi pensiero tu possa immaginare, perché nulla dura più di pochi secondi nel crogiolo.

Da *Autobiografia di Andrew Taylor Still*:
"Come un elettricista controlla le correnti elettriche,
così un osteopata controlla le correnti della vita
e rivitalizza le forze sospese.
Per accendere la fiamma di una luce incandescente..."

# IL SEGNO DELLA CREAZIONE

***La Scrittura della Marea lava la riva, lasciando tracce nelle sabbie del tempo.***

Jacques Duval, D.O., di Parigi, Francia, era un grande osteopata. Ha insegnato e scritto per quarant'anni o più ed è stato uno dei pochi pionieri a vedere che le forze formative dell'embrione erano presenti nell'adulto. Mi amava molto profondamente e l'ho trovato un'oasi per me. La sua amicizia con Rollin Becker è durata tutta la vita, e Jacques era spesso qui negli Stati Uniti con tutti noi.

Nel suo ufficio, appese nella sala d'attesa, c'erano due frasi:

"Les enfants sont nes de la lumière, et ils sont porteurs de la lumière."

"Et si cette lumière a été voilée par quelque obstacle, le rôle de l'ostéopathe est de savoir écarter cet obstacle, et comme dit Rollin Becker, de recréer la lumière."

### *Traduzione:*

"I bambini sono nati dalla luce, e sono portatori di luce."

"E se questa luce è stata velata da qualche ostacolo, il ruolo dell'Osteopata è sapere come rimuovere questo ostacolo e, come dice Rollin Becker, ricreare la luce."

Su mia richiesta, queste informazioni sono state recuperate da Mark Barker, D.O., di Parigi, un devoto studente di lunga data di Jacques. Le avevo viste nell'ufficio di Jacques e ne ero curioso. Mi è stato detto che la prima frase era una citazione di Walter Russell. Dopo la morte di Jacques, credo che i suoi effetti personali sarebbero stati distrutti. Molte grazie a Mark, che ha superato gli ostacoli e ha messo al sicuro i documenti di Jacques.

# LIMITI NATURALI

Trattare può essere profondamente stancante; questo perché non vediamo l'Intenzione della Marea.

Perché? Ci sono molte ragioni, tutte basate su credenze, paure o abitudini. Alcune delle abitudini si sviluppano dalla sordità della nostra cultura e dall'educazione bidimensionale.

Una panoramica della progressione naturale nello sviluppo delle abilità può essere utile. Iniziamo imparando l'arte efferente della palpazione. Cerchiamo nel corpo del paziente le lesioni; una volta trovate, giungiamo a una conclusione e applichiamo forze lungo i "tracciati" creati dal nostro metodo diagnostico. Le forze vengono applicate in vari gradi e poi la rivalutazione ci aiuta a fare una prognosi.

L'output del clinico è considerevole, ma c'è anche fatica e noia nell'anima causate dalla ripetizione. Definire il nostro rapporto con la Natura attraverso forze meccaniche compete con il movimento della Creazione; ci si stanca di tutto questo. Il risultato usuale è un comportamento autoritario.

***Questo inizia l'arte dell'Osteopatia nella maggior parte delle scuole.***

Quando ci adattiamo a essere nella fisiologia invece che nell'anatomia, entriamo nel mondo del movimento involontario. Il confine tra il tessuto e il fluido svanisce mentre si diventa più docili e afferenti, ascoltando il movimento piuttosto che l'inerzia. Si inizia a entrare nel mondo del sentire, e persino la storia del paziente fluisce più facilmente. Ora si aggiunge la tensione membranosa bilanciata.

All'inizio non si può fare a meno di andare verso la barriera a causa delle abitudini mentali, ma alla fine (dopo anni) il punto di equilibrio e il punto di bilanciamento emergono come precursori dell'ingresso del Medico all'interno del paziente come forza o potenza che non agisce meccanicamente. Questo approccio funzionale rappresenta un cambiamento importante perché la direzione della facilità rimane come un percorso costante verso il neutro nel tutto e una dipendenza dalle forze terapeutiche interne. Questo è il passaggio dall'Osteopatia teorica alla consapevolezza diretta delle leggi o dei principi naturali che operano in tutti noi. A questo livello di lavoro, passano molti anni mentre si affina la relazione espressa dal Punto di Bilanciamento, dal Punto di Equilibrio, dalla Quiete, dalle Pause, dai Neutri e dall'attività incondizionata o imprevedibile, tutte cose che devono essere fidate affinché si possa vivere più profondamente nelle "acque della Vita."

Finché aggiungiamo qualsiasi forza o desiderio di aiutare, perdiamo forza vitale da dentro di noi e non ci rinfreschiamo facilmente. Diventiamo consapevoli di ciò che ci lascia e di ciò che entra in noi durante una visita in ufficio. Questa conoscenza ci rende consapevoli dei confini naturali innati e presenti in noi fin dal concepimento.

Col passare del tempo, si inizia a cercare il progetto o l'intenzione delle forze di guarigione. Si comincia a osservare la Salute e l'interfaccia tra la sproporzione e le forze generative che allineano uno con il Fulcro Singolare della Matrice Originale. Mentre lavoriamo per capire, ci stanchiamo molto analizzando e cambiando abitudini. La pazienza è una funzione innata della neutralità, ma si tende a cercare di essere qualcosa che è già invisibilmente presente e che sta venendo alla luce. Quando si inizia a vedere i confini innati e naturali, la fatica diminuisce. La gioia sorge senza motivo apparente. Abbiamo smesso di appoggiarci alla vita per comprendere e partecipare... stranamente, la Gioia aumenta, così come la qualità dell'ascolto e l'interesse per gli altri come Sé.

Lascia che la Vita fluisca e osserva. Ritira il tuo contributo e lascia che la Grande Marea ti sollevi e ti porti nella compagnia della Saggezza. Sii fermo... fermo... veramente pacificamente indifferente, e scoprirai che l'Osteopatia esiste senza la tua energia personale.

# Pratico

Durante questo corso speriamo di trovare un punto di equilibrio nell'interfaccia tra il modello di malattia e la Perfetta Salute. Una volta che il punto di equilibrio entra nella tua consapevolezza e tutte le funzioni sono sospese... allora fai scivolare la potenza di tensione reciproca nel campo di lesione sul modello perfetto. Questo viene fatto SENZA resistenza dalla Marea che sta mantenendo la nostra consapevolezza dentro di Sé. Ci vuole un po' di tempo ed è usato SOLO come messa a punto.

***Una volta che la lesione è al centro, ritira la tua attenzione.***

*Come ricorderai, Sutherland faceva la messa a punto solo quando il sistema aveva dimostrato pienamente la capacità di cambiare e la guarigione era già in corso.*

Questa è un'azione diretta fatta dalla Marea... può sembrare che tu stia facendo qualcosa, ma leggi attentamente i passaggi, poiché nessuna forza uscirà da te e nessuna decisione isolata avverrà. Il punto di equilibrio è nell'intera riserva terapeutica.

# NEUTRO E REGENERAZIONE

***"Quando la materia cessa di essere divisibile, diventa allora un fluido di Vita
e si unisce facilmente con altri atomi ed è una massa o corpo di materia vivente e si ricristallizza nella forma data dalle cause originarie."***

Dal capitolo XI di A. T. Still, La Filosofia e i Principi Meccanici dell'Osteopatia, 1892, p. 254–255

Nella particella più minuta di bioplasma c'è un centro di vitalità. A questo centro arriva la materia nutritiva dalla circonferenza per essere vitalizzata ed entrare nel ciclo di movimento perpetuo dal centro alla circonferenza.

Nuova materia si forma in questi centri vitali. ... Un processo complesso avviene, (a) il bioplasma seleziona la materia nutritiva dal sangue, (b) il sangue a sua volta è tessuto e come tale è formato da processi bioplasmatici. ... L'azione vitale in tutti i casi è in qualche centro di mobilità bioplasmatica. ...

Questo centro di Vita riceve la sua illustrazione embriologicamente in connessione con il nucleo dell'ovulo fecondato, l'origine primaria della vitalità nel nuovo organismo formato. ... questo bioplasma già esistente nei centri di Vita rende possibili i fenomeni fisici e meccanici, che chiamiamo cambiamento di materia. Il bioplasma possiede così una forza vitale che può proiettare nel non-vivente, attirandolo più vicino al suo centro di Vita, quindi proiettandolo verso l'esterno verso la circonferenza della formazione di tessuti e organi.

Dr. J. Martin Littlejohn, Ph.D., M.D., D.O., L.L.D., Primo Preside
del College of Osteopathy, Kirksville Missouri; fondatore del Chicago
College of Osteopathy; e fondatore della British
School of Osteopathy.
*The Journal for the Science of Osteopathy*, Vol. 3, No. 4, Agosto 1902.

# OSTEOPATIA

"Quando un secolo dopo gli storici vaglieranno gli eventi di questo periodo alla ricerca delle scoperte epocali della scienza e della civiltà, ci saranno pochi capitoli più importanti, credo, di quello dedicato alla riforma della medicina che sarà avvenuta attraverso l'accettazione e la pratica del sistema del Dott. Still noto come Osteopatia."

Robert L. Taylor (1850–1912) Ha servito come governatore del Tennessee dal 1887 al 1891 e dal 1897 al 1899. Ha anche servito come senatore degli Stati Uniti dal 1907 fino alla sua morte nel 1912.

Dal 1906 *Journal of the American Osteopathic Association*, Vol. 6, p. 11

# SE

Se senti un paziente Vivente sotto le tue mani e se percepisci la Salute prima di tutto e se ti sincronizzi con la Bellezza prima della Lesione e se sei un vero scienziato senza pregiudizi e se Ascolti invece di Parlare con le tue mani e se puoi aspettare che la tua mente sia Neutra e se non sei distratto da abilità precedenti e se non stai cercando di risolvere solo i Sintomi e se puoi vedere la direzione della facilità e se comprendi il primo capitolo del Dott. Still in *Philosophy of Osteopathy* e se credi che le tue mani possano mostrarti più di quanto tu possa mostrare loro e se credi che il tuo compito sia seguire e non guidare il Meccanismo della Vita e se puoi cercare qualcosa di nuovo in ogni trattamento e se stai cercando di cooperare con Leggi non create da mani umane e se credi che la Vita sia Eterna e se bruci tutti i libri una volta che hai una base e se puoi entrare nel deserto dentro te stesso e il paziente e se credi che l'Amore sia la Causa di tutto e se puoi accettare l'opposizione senza resistenza e se la tua mente vuole essere Trasparente alla tua stessa Salute e se la tua Ignoranza non si nasconde ma diventa umile e se vedi tutte le forme di Osteopatia come rami su un unico albero e se hai letto Sutherland ancora e ancora e ancora e se vedi che i Neutri della Respirazione Toracica sono a priori rispetto a un Neutro Completo e se sai che non c'è forma senza informità e non c'è Vita senza Morte, Trasmutazione e Rinnovamento, e se sai che il trattamento è già in attesa nel paziente e se sai che il tuo aiuto è ciò che serve per cento ragioni e se sai che aiutiamo solo l'inizio del trattamento e se sai che è autosufficiente e se puoi amare le persone che distruggono il trattamento prima di lasciare l'ufficio e se non ti aspetti più da te stesso di quanto Dio ti conceda e se sai che devi lasciare tutto ciò che sai dietro nella polvere di ieri e se sai che la quiete non è Quiete e se insegni solo da ciò che ami e se puoi essere coraggiosamente Neutro nel tuo cuore e respirare, e se puoi sentire la Salute quando non puoi sentirla... ALLORA, amico mio, sarai un Gioioso Osteopata Principiante. Allora, se lo desideri, le tue preghiere saranno esaudite.

# LA GRECIA È DOVE ORIGINA MOLTO DEL NOSTRO LINGUAGGIO

La "causa" di una parola è un tentativo da parte di un essere umano di comunicare una relazione che già esiste. Quando un essere umano è in grado di sedersi vicino al Fiume della Vita ed essere imparziale ai sensi, egli o ella viene risvegliato dai sensi al mondo della Causa. Si potrebbe facilmente dire che le parole genuine nascono da una relazione silenziosa tra l'uomo e il Creatore.

Un mio amico studia il greco antico. Di seguito è riportato un esempio di come una parola fluisce nel divenire:

Dottore deriva da iatros.

Iatros ha come radice iaomai, che significa trattare o guarire.

Iaomai ha la sua causa in "ia" che significa raggi di sole o raggi simili a frecce.

Qual è il tuo senso di queste radici?

# LA MAREA RITIRA

La marea ritira

Ma torna sempre di nuovo.

Piegati ai remi

Assicura il punto di equilibrio

E lascia che la marea continui

Ai confini della riva ossea

W. G. Sutherland, D.O. Corso avanzato, 1949

# STUDI PERCEPTIVI – IL FLUSSO DELL'ATTENZIONE

Il movimento è l'essenza della Vita.

Dove c'è movimento, c'è un flusso naturale di Neutralità e Interezza. Il movimento volontario è controllato dall'attenzione dell'individuo.

Il movimento involontario è l'espressione dell'interezza.

Il movimento involontario è l'essenza dell'Osteopatia.

Il flusso dell'attenzione del Vegente crea il visto e il non visto.

La nostra attenzione può essere piuttosto fissa, cioè manca di movimento.

Lo stato della nostra attenzione condiziona ciò che percepiamo.

Ha anche un effetto enorme sul nostro senso di benessere. La stasi precede la malattia.

Sia la malattia che il dolore sono legati all'attenzione statica.

L'educazione allena l'attenzione a convergere, ad andare in un luogo e fermarsi lì, interrompendo il flusso naturale e creando una separazione dalla Salute. Il risultato è solitudine e dolore, spesso invisibili, ma in agguato nel subconscio.

***L'attenzione normale scorre come miele caldo.***

***Quando scorre, è mossa dalla Salute verso la sua causa.***

Possiamo studiare il flusso/stasi dell'attenzione e osservare il movimento dell'attenzione quando è libera e scorre. Questo compito richiede concentrazione mentale.

# LO STUDIO DELL'ATTIVITÀ DELL'ATTENZIONE

***"La nostra abilità è proporzionata alla nostra comprensione del Normale"***

Le parole del Dott. Still ci sfideranno a non guardare alla nostra capacità di trovare lesioni ma a comprendere i movimenti fisiologici normali. Questa conoscenza non è nei libri. Bisogna vedere il normale attraverso il potere dell'osservazione.

Qual è il movimento normale dell'attenzione?

Iniziamo il nostro studio osservando la nostra attenzione ... È focalizzata e fissata su un luogo?

Dov'è il fulcro che controlla l'attenzione?

Qual è la causa dell'atto dell'attenzione?

Scorre dall'interno verso l'esterno ... liberamente ... fissata ... da dove ha origine? Tutto questo lo facciamo percependo l'attenzione mentre lavora o mentre si blocca e le lesioni (smette di scorrere).

Lascia che fluisca all'interno di te stesso. Cosa fa? Dove fluisce? Si ferma su un pensiero o un sentimento? Fluisce in un luogo?

Man mano che la giornata passa, ogni tanto, prova a vedere cosa sta facendo la tua attenzione e registra l'evento... ricorda, stiamo cercando di capire il normale, cioè, cosa fa l'attenzione quando le è permesso esprimere la sua Verità, il suo Movimento.

L'attenzione è una sostanza, un'energia che fluisce dalla Fonte della Vita e come tale è naturalmente al lavoro seguendo l'intenzione del Respiro della Vita.

Quando l'attenzione è libera di muoversi, non si percepisce il tempo o la morte o la separazione da nulla, nemmeno dai nemici.

Ruby Day parlava dell'attenzione come forza. Diceva che

Sutherland insegnava che era più che sufficiente come forza da aggiungere a un trattamento quando si utilizzano le dinamiche della linea mediana. Mi ha addestrato a sapere quando usare l'attenzione come strumento e quando ritirarla letteralmente, in modo che non fosse una forza inibitoria.

L'attenzione non è mai stata fissata per più di pochi secondi e solo nel tentativo di accendere la potenza di tensione reciproca e metterla in movimento terapeutico, simile a una fluttuazione laterale.

Quando qualcuno fissa la propria attenzione troppo a lungo, non è solo scomodo per il paziente, ma può anche lesionare le sostanze viventi. L'attenzione e l'intenzione dovrebbero fluire attraverso tutto e non essere dirette da noi.... Il flusso della Saggezza farà un lavoro che organizzerà tutto nel flusso del normale.

Una mente neutra non ha intenzioni personali. È imparziale, priva di parzialità verso tutte le cose o risultati, permettendo così lo spostamento automatico della percezione da parte del Fiume della Vita.

Il linguaggio convergente e divergente è discusso nei video di YouTube di Ken Robinson sull'argomento; i dottori Sutherland e Still sottolineavano il pensiero divergente come mezzo di esplorazione delle "leggi non create da mani umane."

***Durante il trattamento, l'attenzione dovrebbe essere mossa dalla Marea, non dalla nostra intenzione.***

# LA MAREA

William Garner Sutherland tenne un discorso al Rhode Island Study Group il 10 maggio 1949. Ecco una citazione da esso.

> Il respiro dell'aria è un materiale. Ma il Respiro della Vita è qualcosa che non possiamo vedere ...
> ... qualcosa di invisibile, una Potenza. ... una fluttuazione potente, qualcosa di Intelligente ...
> Mi riferisco al Respiro della Vita in quella Marea, il principio fondamentale nel Meccanismo Respiratorio Primario.
> Il Respiro della Vita, l'elemento più elevato conosciuto a cui il Dott. Still ha richiamato la vostra attenzione. ...
> Questo è ciò che voglio che vediate, la potenza nella fluttuazione del fluido cerebrospinale, e soprattutto ... il Respiro della Vita ...
> ... quel movimento a spirale sul movimento lento della Marea ...
> Chiamiamo questa intera unità qui nel pubblico la Marea. È tutto lo stesso fluido cerebrospinale. Ha tutto il Respiro della Vita. ... Notate quel cambiamento nella Marea ... questa stanza? ...
> Vi sta avvicinando a qualcosa che il Dott. Still ha realizzato, la vicinanza al suo creatore ...
> ... l'Intelligenza di quel fluido ... Qualcosa che nutre le cellule nervose, il
> Respiro della Vita. ...
> Stiamo tornando alla scienza dell'Osteopatia del Dott. Still... È la verità. Non potrà mai morire.

# BIODINAMICA DELL'OSTEOPATIA COLLANA

Questo volume fa parte di una collana di dodici libri dedicati alla Biodinamica dell'Osteopatia. Si raccomanda di leggere l'intera collana nell'ordine previsto, poiché ogni volume si basa sulla comprensione acquisita nei precedenti.

Si raccomanda inoltre di affidarsi a insegnanti e mentori esperti, affinché possano aiutarvi a fare esperienza della piena profondità delle informazioni qui presentate.

La collana completa comprende i seguenti volumi:

**La Fase Uno** riguarda il movimento involontario, presente sia nell'intero organismo sia nella lesione. Impariamo a sincronizzarci con la respirazione della Respirazione Primaria prima di intraprendere qualsiasi trattamento. Questa sincronizzazione è la chiave per lavorare con ritmi stabili senza irritare il sistema. Il principio della sincronizzazione con un aspetto sano del paziente permea l'intero programma di insegnamento. Tale sincronizzazione sposta la nostra consapevolezza a un diverso livello di ricettività, consentendoci di percepire la Respirazione Primaria anziché il campo della lesione e conducendoci, infine, a comprendere l'intenzione della Respirazione Primaria.

**La Fase Due** riguarda la comunicazione con le leggi naturali della guarigione che regolano l'attività a un ritmo di 2-3 cicli al minuto. Ci sincronizziamo con la respirazione della Respirazione Primaria e aggiungiamo anche la capacità di percepire il fulcro, la Quiete attraverso la quale la respirazione crea forma e funzione. Si tratta di un tipo di sincronizzazione diversa rispetto a quella della Fase Uno, che ci porta a una consapevolezza più profonda. Quando ciò avviene, il trattamento si esprime automaticamente. Il punto finale del trattamento, rispetto alla Fase Uno, rivela diverse differenze. Scopriamo che questo tipo di sincronizzazione lavora esclusivamente con il corpo fluido e che il risultato del trattamento è più completo rispetto a quando si lavora solo con i tessuti.

**La Fase Tre** è incentrata sulle attività della Marea Lunga (ciclo di 100 secondi). Esploriamo una forza terapeutica intrinseca già presente nel campo della lesione. Impariamo che il sistema durale non è composto da tre falci, ma da una serie di pieghe all'interno di un sacco, che si sviluppano durante la crescita e lo sviluppo. Scopriamo la relazione tra i sacchi durali superiore e inferiore, rendendoci conto dell'indipendenza di due tentori del cervelletto separati. Realizziamo che la zona D, l'orizzonte e il Filo (lungo il quale la Marea Lunga si muove nel suo corso terapeutico previsto) sono tutti collegati come leggi naturali appartenenti a questo livello della Respirazione Primaria.

**La Fase Quattro** si concentra sulla Linea Mediana, un luogo in cui le relazioni spaziali si esprimono nella loro totalità. Essa ci sincronizza e ci centra, rendendoci consapevoli della Zona D e della Quiete Dinamica. La Quiete del Terzo Livello, nella Fase Quattro, è diversa dalla Quiete delle altre Fasi: siamo centrati dalla Quiete che si trova al centro della creazione. La nostra intenzione viene sostituita dall'intenzione della Marea, che può favorire il nostro percorso spirituale.

**Nella Fase Cinque**, ci concentriamo sul viso. Avvicinandoci al viso, utilizziamo tutti i principi che abbiamo appreso nelle Fasi Uno, Due, Tre e Quattro. Lavoriamo con lo spostamento automatico e notiamo differenze rispetto ai vecchi modelli di osteopatia nel Campo

Craniale. Sincronizzandoci con la presenza terapeutica della Marea Lunga, esploriamo ciò che possiamo apprendere dal viso attraverso questa prospettiva. Lavoriamo anche con le Suture, la Quiete Dinamica e l'Ignizione.

**La Fase Sei** è la continuazione del nostro viaggio nella Totalità che genera la vita e trasmette forze terapeutiche in grado di trasmutare le lesioni una volta che il Neutro è espresso. È un insieme di attività incentrate sulla presenza esterna della Respirazione Primaria, intesa come forza non biologica dotata di una propria personalità. Continueremo inoltre a esplorare le suture e passeremo poi alle estremità, prima in termini embriologici e poi secondo l'insegnamento di Sutherland nella sua opera PowerPoints. La Fase Sei è il momento per costruire la tua comprensione della Marea e affinare le tue capacità.

**La Fase Sette** mette in evidenza la Salute. Il famoso commento del Dr. Still, "Trova la Salute; chiunque può trovare la malattia", ha tormentato molte menti nel corso dell'ultimo secolo.

Arriviamo a una visione chiara di diversi aspetti interiori della Salute: l'Amore ... la luce liquida ... e una matrice di diamante. Viene trattato un approccio per il paziente terminale e morente. Nella sensazione somatica della Marea che attraversa la Casa sotto il Mare, la nostra consapevolezza viene trasmutata dalla Salute. La lesione è vista come un atto precognitivo della Salute. La Respirazione Toracica, la Respirazione Primaria e l'Ignizione sono una cosa sola. Il paesaggio è vasto ... e i principi della guarigione sono ancora più sostanziali di quanto li avessimo sperimentati prima.

**La Fase Otto** è un'esplorazione più profonda delle Suture, dello Scambio Ritmico Bilanciato e della Fiamma dell'Intenzione come modalità terapeutica. La Fase Otto rappresenta il culmine della nostra consapevolezza della Totalità e ci conduce, infine, alla Presenza Divina, all'Amore Incondizionato e all'Unità. La Marea vivente domina la consapevolezza, mentre le forme si ritirano sullo sfondo. Il Respiro della Creazione viene percepito dentro di noi come il Centro della Totalità. Si percepisce il proprio dispiegarsi mentre si viene creati. La nostra coscienza è un dono; non ci appartiene e, se cerchiamo di controllarla, perdiamo la Totalità.

**La Fase Nove** è il momento in cui siamo in grado di valutare e trattare pienamente il Sistema Nervoso Centrale e l'Occhio. Affrontiamo inoltre il Fuoco e la modalità terapeutica dello Shakedown. La vera azione nasce dall'Amore e rende possibile la nostra percezione. Questo Amore è un annullamento di sé e, per sua stessa natura, ci permette di Servire come parte del Perfetto. La percezione può essere impiegata per Servire qualcosa di più grande di noi. Abbiamo cercato di entrare in quel punto di equilibrio tra il Perfetto e la Malattia... un punto in cui il tutto è sostenuto dall'Amore, mentre quest'ultimo opera per incarnare il Completo. In questo punto di equilibrio dell'universo risiede l'Intenzione della Marea, che segue il movimento della distorsione per ricondurla a una relazione Vera con il Progetto della Vita.

**Pediatria Uno** esplora il modo in cui i bambini crescono come un tutto e non per compartimenti, come talvolta si tende a credere. I bambini vivono nella Direzione della Facilità del movimento presente nei loro campi metabolici fluidi; in caso contrario, si sentono a disagio e necessitano di assistenza. Il tuo trattamento sostiene realmente l'Interezza, oppure presume semplicemente di farlo? Comprendiamo che i bambini non sono adulti e non possono essere trattati come tali. Affrontiamo la modalità terapeutica del Luogo d'Incontro, i periodi prenatale e postnatale, il trattamento del bacino durante la gravidanza, le malposizioni fetali e il parto.

**Pediatria Due** approfondisce la consapevolezza percettiva necessaria per avvicinarsi al trattamento dei bambini. Approfondiamo la nostra comprensione della Totalità, dei tre livelli di Quiete e del Luogo d'Incontro. Affrontiamo il concetto di Neutro del Deserto, nel quale l'azione terapeutica passa nella sostanza neutra e si rivela come un mistero: il Respiro dell'Amore Divino si riversa come forza terapeutica su un paesaggio desertico notturno, colmandolo e senza lasciare alcun effetto visibile. Approfondiamo ulteriormente il trattamento del bacino e dell'utero durante la gravidanza. Esploriamo la Respirazione Toracica, la Respirazione Primaria nei bambini e il Cerchio Familiare.

**Pediatria Tre** prosegue lo studio del Flusso terapeutico dell'Attenzione. Approfondiamo la Quiete del Terzo Livello e il Luogo d'Incontro. Il Luogo d'Incontro è facilmente frainteso... il nostro osservatore deve essere così immobile e neutrale da poter osservare il processo mentre si svolge. Il Sistema Nervoso Centrale del bambino può finalmente essere affrontato ai fini della valutazione e del trattamento. Esploriamo la dentizione e la cosiddetta "testa bloccata". Utilizziamo la modalità terapeutica della Fiamma dell'Intenzione e la sua connessione con il Respiro della Vita. Tutto è trasparente al Respiro della Vita.

# L'AUTORE

James Jealous, D.O. (1943–2021) è stato un medico osteopata, insegnante e autore. L'opera della sua vita è stata la fondazione e lo sviluppo della **Biodinamica dell'Osteopatia**, una metodologia originale da lui elaborata nell'ambito dell'osteopatia, in continuità con l'eredità del Dr. A.T. Still e del Dr. W.G. Sutherland.

Nato a Saco, nel Maine, crebbe a stretto contatto con l'osteopatia, poiché suo padre era un medico osteopata. Studiò presso il Kirksville College of Osteopathic Medicine nel Missouri (oggi A.T. Still University of Health Sciences), dove conseguì la laurea nel 1970. Successivamente aprì il proprio studio nel Maine rurale, esercitando come medico osteopata di assistenza primaria.

Con il passare degli anni, il Dr. Jealous riconobbe profondi parallelismi tra il lavoro dell'embriologo Dr. Erich Blechschmidt e quello del medico osteopata Dr. William Garner Sutherland. Da questa intuizione nacque il suo personale corpus di insegnamenti. All'inizio degli anni Novanta iniziò a tenere il corso "A Biodynamic View of Osteopathy in the Cranial Field", che, con il progressivo sviluppo della sua specifica metodologia, assunse il nome di "Biodynamics of Osteopathy".

Persona profondamente spirituale, si sentiva pienamente a casa nella natura ed era un appassionato pescatore ed escursionista.

Per ulteriori informazioni, visitare:
**https://BiodynamicsOfOsteopathy.com**

Vi è un vento che attraversa ogni cosa...
è il movimento della creazione,
il movimento eterno dell'Amore Divino.

www.ingramcontent.com/pod-product-compliance
Lightning Source LLC
LaVergne TN
LVHW070443061126
851858LV00010B/152
* 9 7 9 8 2 5 6 1 9 2 4 2 6 *